Volume 49

ZUCCHERO UN NEMICO IN CUCINA

Prima edizione

Carlos L. Partidas

ISBN: 979 8738 0824 43
REGISTRAZIONE DELLA PROPRIETÀ INTELLETTUALE SAPI: N° 8074
DEL COMPENDIO LA CHIMICA DELLE MALATTIE
REPUBBLICA BOLIVARIANA DEL VENEZUELA, 07/05/2010

DEDICAZIONE

COLORO CHE, PER IGNORANZA, SOFFRONO DELLE
MALATTIE

CONTENUTI

RICONOSCIMENTO

ALLA RAZIONALITÀ, CHE CI DICE CHE NON TUTTO CIÒ CHE
CONSUMIAMO È BUONO PER LA NOSTRA SALUTE

1

CARBOIDRATI

I carboidrati costituiscono la maggior parte dei materiali che si trovano in natura; per esempio, il legno che forma gli alberi e la vegetazione della foresta. Ovunque guardiamo, troveremo carboidrati, sia nelle nostre case e nei nostri vestiti, il cui tessuto è probabilmente fatto di cotone, o il foglio di carta per scrivere; cioè, quasi tutto ciò che esiste è fatto di carboidrati. Il corpo strutturale e le foglie degli alberi sono fatti di carboidrati; in questo caso, questo carboidrato è insolubile e si chiama cellulosa. Quindi abbiamo molti carboidrati; e per classificarli, chiamiamo zuccheri i carboidrati che si dissolvono in acqua; ma ugualmente, ci sono molti zuccheri, e per continuare nel nostro elenco di zuccheri, identificheremo quelli che producono una sensazione di dolcezza quando vengono masticati; mentre altri zuccheri mancano di sapore. Presumibilmente, quindi, all'inizio sulla Terra, tutti gli organismi iniziarono a nutrirsi di carboidrati, poiché questo era il materiale direttamente disponibile come cibo. Ovviamente, per poterli identificare sensorialmente, il carboidrato deve provocare l'effetto di dolcezza, e la sensazione dolce si produce anche in bocca quando consumiamo qualcosa che contiene amido e frutta. Ma i carboidrati, e in questo caso specifico gli zuccheri, devono essere consumati costantemente, poiché questi materiali sono la fonte di energia per ottenere il movimento. Tuttavia, bisogna chiarire che i carboidrati che consumiamo, siano essi di frutta, cereali, radici, fiori o steli, sono le riserve energetiche delle piante che producono carboidrati, o sono le sostanze che forniscono il sostentamento energetico a tutto il regno vegetale. Quando mangiamo i vegetali, come animali siamo sostenuti solo dalle riserve di energia o derivati, che le piante producono per il loro sostentamento.

Ma non avremo modo di misurare la quantità di energia che un carboidrato vegetale produce; così che, fin dall'inizio della vita, possiamo sostenerci solo sensorialmente dalla quantità di dolcezza che possiamo rilevare quando mastichiamo uno zucchero, o dall'odore e dalla dolcezza di un frutto; poiché, raramente è piacevole mangiare un frutto insapore. Ma, per quanto riguarda gli zuccheri, dovremo continuare a classificare; poiché la dolcezza ci ha fatto consumare dolcificanti che possono causare problemi al nostro sistema biochimico originale; a causa del fatto che il processo per ottenere energia da questi zuccheri deve passare attraverso una serie di fasi e reazioni enzimatiche. E può essere che ci stiamo basando solo sulla dolcezza; quindi, alcuni di questi carboidrati non sono adatti per essere consumati come fonte di energia, perché ci stiamo basando solo sulla capacità dolcificante del carboidrato, ma non sulle conseguenze biochimiche a cui il carboidrato può portarci; tuttavia, chiamiamo tutti i carboidrati zucchero in modo generale.

E non avremo un metodo per determinare la dolcezza di una sostanza, poiché non si può ottenere con processi sistematici in laboratorio, ma solo con caratteristiche sensoriali: per esempio, aggiungendo zucchero in una tazza di caffè o di tè, poiché la dolcezza può essere catturata solo nelle papille; ma, rilevare il grado di dolcezza è diverso per ogni persona. Né possiamo usare gli animali per avere un'idea della dolcezza. Quindi, i dati non possono essere ottenuti in modo assoluto ma in modo relativo, e per avere un'idea della dolcezza; in questo caso si usa lo zucchero saccarosio come base di riferimento.

Il saccarosio non è un carboidrato originale per il consumo umano, ma il suo alto potere dolcificante e la facilità di ottenerlo, anche a mano, hanno fatto sì che il saccarosio diventasse il principale dolcificante per gli esseri umani, che lo consumano insieme ad altri prodotti alimentari. Così, forse masticare qualche spicchio di canna da zucchero non fa male, ma un cucchiaio di zucchero saccarosio pesa circa 11 grammi; così che, quando si consuma un cucchiaio di saccarosio cristallizzato o da tavola, equivale ad aver ingerito 90 grammi di succo di canna; poiché da 2,45 chilogrammi di una canna completamente spremuta, si possono ottenere 1,62 chilogrammi di succo; cioè una resa approssimativa del 67%; da cui si possono ottenere 190 grammi di saccarosio raffinato. Quindi, consumare 4 cucchiai di zucchero saccarosio equivale a dover mangiare circa 500 grammi di steli di canna da zucchero, se fossimo in grado di estrarre tutto il succo.

Insieme al latte durante l'allattamento, consumiamo lo zucchero lattosio di nostra madre, o lo zucchero maltosio con il pane e i biscotti; quindi, a causa dell'enorme varietà di zuccheri che consumiamo, in questo libro ci concentreremo solo su due di questi carboidrati, poiché il diabete o l'ipertensione sono il risultato del consumo di saccarosio o zucchero da tavola, che è un dimero; cioè, una sostanza pura contenente glucosio e fruttosio. Il saccarosio si ottiene anche dalla canna da zucchero e dalla barbabietola da zucchero.

Bisogna considerare che questi due zuccheri glucosio e fruttosio sono sostanze riducenti, ma è necessario sottolineare il significato di ciò che è una sostanza riducente, poiché questo concetto ci porterà alla spiegazione del perché il consumo di saccarosio o zucchero da tavola è nostro nemico in cucina. Riducente, significa che il glucosio e il fruttosio sono forti agenti antiossidanti, poiché questi due zuccheri ottenuti dallo zucchero saccarosio sono aldeidi; cioè, hanno un atomo di idrogeno attaccato a un gruppo carbonilico sul carbonio numero 6; come mostrato nella figura 2. E nella figura 1, possiamo vedere che il glucosio e il fruttosio, che formano il saccarosio o zucchero da cucina, sono uniti da un ponte di ossigeno; e per rompere questo legame di ossigeno, è necessaria una molecola ossidante.

Ma una prova del potere riducente di glucosio e fruttosio è che entrambe le sostanze riducono il reagente di Fehling. Questo reagente è così chiamato perché fu preparato per la prima volta dal chimico tedesco Hermann von Fehling per l'identificazione precisa di una molecola di zucchero. Il reagente di Fehling è una miscela di solfato rameico (Cu^{2+}) e tartrato, per cui il glucosio e il fruttosio possono ridurre lo ione rame+2 del reagente di Fehling allo ione rame+1.

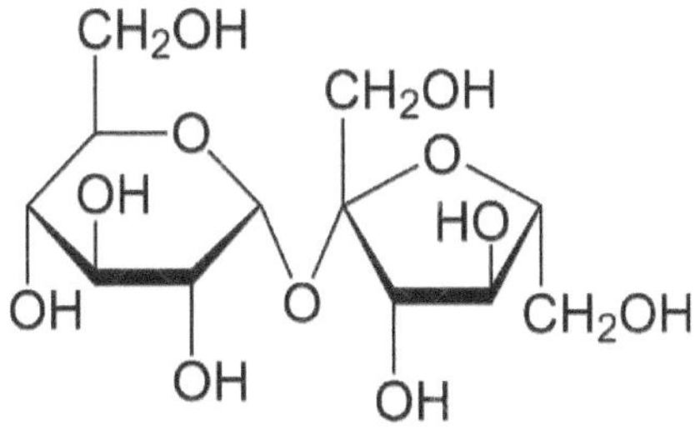

FIGURA 1
UNA MOLECOLA DI SACCAROSIO, COMPOSTA DA DUE MOLECOLE:
GLUCOSIO E FRUTTOSIO

Il glucosio e il fruttosio si trovano in forma libera nella frutta matura, in una proporzione che è dell'ordine del 2-15%; così, per ottenere energia non è necessario consumare solo saccarosio o zucchero di canna. Quindi, in generale, non si valuta il valore energetico del glucosio e del fruttosio nella frutta, ma solo l'effetto di dolcezza del saccarosio o dello zucchero da cucina.

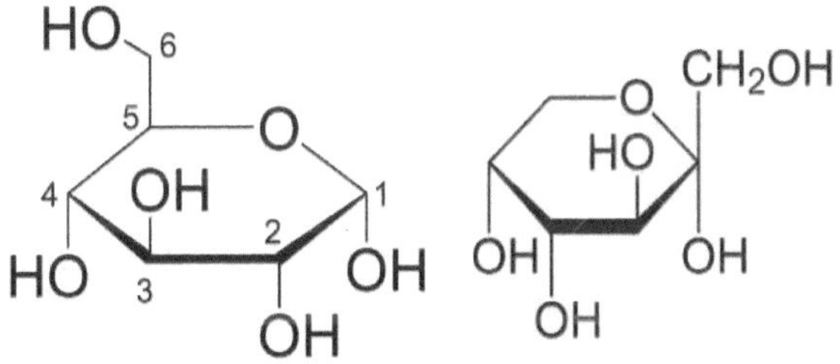

FIGURA 2
A SINISTRA, UNA MOLECOLA DI GLUCOSIO. A DESTRA,
LA MOLECOLA DI FRUTTOSIO OTTENUTA DALLA DECOMPOSIZIONE
DELLA MOLECOLA DI SACCAROSIO

I frutti maturi sono dolci, poiché, dopo che la crescita naturale dei frutti è terminata, apparirà l'enzima pectinasi, la cui funzione è quella di rompere la pectina per liberare glucosio e fruttosio, in modo che, una volta terminata la fase di crescita dei frutti, la pectina può essere distrutta per far maturare i frutti; e quando raggiungono il punto di putrefazione, i semi possono cadere; e quando germinano, una nuova pianta nasce per realizzare la sua propagazione nel suolo. Così, i frutti rappresentano l'attività di riproduzione di tutte le piante che producono frutti.

Per la fase di germinazione, i semi portano l'acido fítico nel pericarpo, la cui funzione è quella di intrappolare gli ioni di calcio, magnesio, ferro e manganese dal suolo, al fine di trattenerli come nutrienti per la crescita della nuova pianta. Questo è il motivo per cui rimuoviamo l'acido fítico dai semi di caffè e cacao prima di tostarli nel prodotto a marchio Ri-K-Cao, in modo che, una volta preparato l'infuso di caffè o cacao, l'acido fítico non trattenga questi nutrienti o elementi nell'organismo.

Con un'intenzione economica, l'industria alimentare ci ha fatto dipendere dal saccarosio, come se questo zucchero fosse un ingrediente essenziale nella dieta, o quello più usato come dolcificante in quasi tutti gli alimenti. Pertanto, questo carboidrato è incorporato nella maggior parte dei prodotti che troviamo sul nostro cammino, come caramelle, salse, pane, torte, biscotti, dolci, ecc. Il saccarosio o zucchero da cucina, è lo zucchero utilizzato per dolcificare dove non è necessario, come il caffè, il succo di frutta, la farina d'avena, ecc. e, in questo modo, il saccarosio appare in modo quasi obbligatorio nella nostra dieta quotidiana.

Il saccarosio è anche lo zucchero utilizzato per dolcificare una bevanda per neonati, e questo segnerà la sensazione di dol-

cezza nel cervello del bambino quando assaggerà il suo bibe-
ron per la prima volta. Così questo bambino sarà dipendente
dal saccarosio per tutta la vita. E tutto indica che il saccarosio
è il dolcificante che è riuscito ad imporsi su di noi come se
fosse una necessità; e, in questo modo, sarà abbastanza difficile per noi evitare il consumo di questo zucchero. Ma almeno,
possiamo cercare di ridurre al minimo il consumo di questo
direttamente entro parametri tollerabili, o che questo consumo sia una quantità gestibile, o in un limite accettato dai
mitocondri delle nostre cellule.

La ragione principale dell'influenza di questo zucchero saccarosio sulla salute è che il saccarosio è un dimero puro ottenuto
dalla concentrazione e ricristallizzazione del succo di canna da
zucchero, ed è anche presente nella melassa dopo il riscalda-
mento, il cui colore scuro è dovuto alla caramellizzazione del
saccarosio. Nel metabolismo, questo dimero di saccarosio si
divide, il che significa che i suoi due zuccheri, fruttosio e glucosio, rimangono in forma libera. Di questi due zuccheri, il
fruttosio è il carboidrato che si scioglie più facilmente in acqua, e quindi il fruttosio si diffonde facilmente nelle cellule,
soprattutto in quelle epatiche e pancreatiche.

Per avere un'idea di ciò che siamo come esseri viventi, ovvero
da quando eravamo una cellula fino ai nostri giorni, è importante sapere come si otteneva l'energia calorica quando eravamo uno spermatozoo. Dunque, quando eravamo una cellula, l'energia si otteneva scindendo le molecole di fruttosio
nei mitocondri. I mitocondri si trovavano nelle appendici, cioè
nei prolungamenti del corpo dello spermatozoo. E si trattava
di fruttosio e non di glucosio, poiché lo zucchero fruttosio non
produce acido lattico per fermentazione, come fa il glucosio;
cioè, il glucosio genera lattato quando non c'è ossigeno; così

che, usando il fruttosio, la mancanza di ossigenazione nello spermatozoo non mette in pericolo la vita di questa cellula con la generazione di acido lattico dal lattato, che è caratteristica dello zucchero glucosio.

Più tardi, o durante le prime fasi della formazione dell'embrione, l'ottenimento di energia calorica, oltre agli acidi grassi, continuerà ad avvenire per questa stessa via di fruttolisis del fruttosio; anche se il prolungamento o appendice del corpo dello spermatozoo si trasforma come parte del processo integrale, una volta che si è unito all'ovulo. E in questo modo, questo processo di fruttolisis del fruttosio per liberare energia e acidi grassi, continuerà ad essere nei mitocondri del feto, ma dal fruttosio, poiché, come si diceva, il fruttosio non genera acido lattico; perché questo acido si genera solo dal glucosio.

Ma, quando l'ossigeno è già disponibile dal sangue di nostra madre, è necessario fare un cambiamento nel processo di respirazione dal fruttosio al glucosio, poiché, la resa energetica è maggiore dal glucosio con ossigeno, che dalla fermentazione del fruttosio. E come risultato della crescita del feto, questi mitocondri che producono energia calorica saranno intrappolati all'interno di una nuova struttura o ghiandola; e questa nuova ghiandola chiamata fegato, sarà incaricata di quel processo per ottenere trigliceridi dal fruttosio, diciamo da quando si è formato nel feto, fino alla nascita; e sarà così per tutta la vita dell'individuo generato.

E siamo arrivati al punto in cui il fruttosio è più importante per i mitocondri che si trovano nel fegato, perché sarà nel fegato dove i mitocondri producono l'energia calorica per il fegato, ma sarà anche nel fegato dove si producono trigliceridi dal fruttosio come riserva energetica. Così, il fegato può, oltre ad ottenere acidi grassi dal fruttosio, ottenere anche altri lipidi e trigliceridi, per immagazzinare energia in forma chimica, generando a tal fine tessuto adiposo. Mentre altre ghiandole saranno incaricate di immagazzinare energia sotto forma di glucosio come glicogeno, ma questo processo sarà a carico dell'ormone insulina nelle cellule situate in una ghiandola annessa al fegato, che chiameremo pancreas. L'insulina polimerizza o formerà una sostanza chiamata glicogeno. Il glicogeno è simile alla pectina della frutta o all'amido, ma è più facile da metabolizzare, perché il glicogeno è composto solo da molecole di glucosio.

Il fruttosio sarà destinato a formare grasso; e il glucosio sarà raccolto dall'ormone insulina sotto forma di glicogeno, perché sotto forma di glicogeno, è più efficiente per immagazzinare energia, che avere fruttosio e glucosio in forma libera nel sangue. Poiché questo modo di raccogliere il glucosio per immagazzinare energia in forma solida è il più logico. E così fa l'Universo, quando il 50% dell'energia elettronica che emana dall'Universo, diventa il 4% della materia elettronica che forma la parte visibile dell'Universo, compresi i corpi di tutti gli esseri viventi; mentre, l'energia magnetica dell'Universo, forma l'energia degli spiriti che muovono la materia elettronica di tutti gli esseri viventi; e l'energia magnetica può vivere indipendentemente come spirito, anche dopo la "morte" della materia elettronica del corpo elettronico.

Ma, ugualmente, per quanto riguarda l'embrione, risulta che le cellule muscolari sono ora le più numerose, e diventeranno di più man mano che il corpicino cresce. E dopo la nascita, continueremo con questo processo, fino a quando la crescita si fermerà a circa 18 anni; e arriverà il momento in cui non cresceremo più. Ma continueremo a consumare nettari di frutta e caffè, dolcificati con saccarosio.

Tuttavia ciò che è certo, e più sorprendente, è che il sistema è riuscito a fare questo cambiamento verso un modo più logico, o attraverso un processo più efficiente, ma anche optando per un'alternativa altrimenti spettacolare. Perché è proprio nei muscoli che saranno necessari più mitocondri per produrre l'energia necessaria al movimento e in generale alla vitalità.

E l'allungamento del corpo forzerà, perché ci sarà una distanza sempre maggiore tra i muscoli; e, per far arrivare i nutrienti a queste cellule muscolari che diventano più distanti, è necessario un modo di trasporto più efficiente; e questo può essere ottenuto solo attraverso il sangue. Perché per quanto riguarda gli organi, essi sono tenuti insieme all'interno della gabbia toracica. Ma con l'allungamento non ci sarà alcun problema, perché per questo appaiono anche le reti sanguigne, i polmoni e il cuore, per trasportare ossigeno, glucosio, fruttosio e altri nutrienti ai luoghi più lontani in modo più efficiente attraverso il sangue. Non solo perché ci sono più cellule, o perché ci sono più muscoli o le distanze tra gli organi sono maggiori, ma il processo per ottenere energia calorica passerà ora per l'ossidazione del glucosio con l'ossigeno, invece della frutolisis del fruttosio; quindi le cellule muscolari hanno portato con sé le loro centrali termiche, cioè i loro mitocondri.

Così questi mitocondri nelle cellule muscolari otterranno ora energia dal glucosio invece che dal fruttosio. Ma se l'ossigeno non raggiunge i mitocondri muscolari, perché l'emoglobina è bloccata a causa dell'aumento dell'acidità nel sangue, il processo di questi mitocondri muscolari per ottenere energia andrà per via della glicolisi. Perché, inoltre, le cellule muscolari sono, come abbiamo detto, le più numerose del corpo, e costituiscono il 75% del tessuto corporeo, se le confrontiamo con il numero di cellule che ora formano il fegato; ma questa è la ragione per cui le cellule del fegato sono quelle che hanno più mitocondri. Si stima che in ogni cellula del fegato ci siano circa duemila mitocondri.

Ovviamente, se si consuma saccarosio o zucchero da cucina, la fonte di glucosio per l'energia nei mitocondri muscolari non sarà più dai carboidrati che vengono sotto forma di amido nelle radici, nei cereali o dalla pectina della frutta, che ci forniscono anche il fruttosio. Ma il fruttosio che viene dal saccarosio sarà ancora il più abbondante per il fegato quando consumiamo zucchero da cucina, perché il fegato non può differenziare tra il fruttosio che viene dalla frutta e quello che viene dal saccarosio. E naturalmente, inoltre, dal consumo di zucchero sotto forma di saccarosio, la principale fonte di glucosio sarà anche quello che rimane come risultato della scissione del saccarosio; cioè, glucosio e fruttosio.

Ma bisogna anche considerare che anche i globuli rossi hanno bisogno di glucosio per la loro produzione di energia. Ma, come si scopre, i globuli rossi non hanno né nucleo né mitocondri; quindi il processo con cui i globuli rossi ottengono energia sarà attraverso la fermentazione lattica dal glucosio. E se c'è un eccesso di glucosio proveniente dal saccarosio, questo saturerà di glucosio sia i mitocondri delle cellule muscolari, sia i globuli rossi, a causa di questo eccesso di carburante per generare energia calorica. Perché la produzione di energia da parte dei globuli rossi, in questo caso non è un processo estensivo, il che significa che, per il fatto di avere una maggiore quantità di glucosio, non deve necessariamente produrre una maggiore quantità di energia; perché, se così fosse, la gamma di calore del corpo andrebbe fuori dal suo limite e si brucerebbe.

Nel frattempo, con l'eccesso di fruttosio derivante da un consumo eccessivo di saccarosio, è possibile che si stia influenzando sia il fegato che il pancreas, perché c'è stato un aumento del flusso di lipidi. E l'unica cosa che rimane è supporre che, consumando saccarosio, ci sarà una maggiore quantità di glucosio e fruttosio nel sangue, e al momento sentiremo una maggiore caloricità, causata da una maggiore quantità di glucosio; perché il fruttosio del dimero del saccarosio sarà elaborato nel fegato, e, in questo modo, si formerà una maggiore quantità di tessuto adiposo come riserva energetica, a causa della formazione di grassi dal fruttosio elaborato nel fegato, che a sua volta è stato generato dal saccarosio; cioè, dal consumo eccessivo di zucchero da cucina come parte della dieta.

Ma diciamo anche che, non avendo nucleo e mitocondri, i globuli rossi non possono auto-replicarsi come fanno le altre cellule. Ecco perché i globuli rossi devono riprodursi da soli nel midollo osseo. E questo peggiorerà la situazione, per quelle persone che soffrono di artrite, osteoporosi o deficienza renale, le cui affezioni ugualmente, sono una conseguenza o si uniscono al consumo di carne, perché quando si consumano le cellule di un altro animale, nell'essere umano si genererà urato di sodio dal DNA delle cellule ingerite; e se il sangue diventa acido, l'urato di sodio sarà convertito in acido urico, che dissolve il calcio nella cartilagine; e priva o impedisce all'emoglobina di trasportare l'ossigeno alle cellule, in modo che i mitocondri possano produrre energia calorica ossidando il glucosio con ossigeno.

Gli eritrociti o globuli rossi non possono autoriprodursi, perché sono dedicati solo a trasportare ossigeno alle cellule, ma anche a rimuovere l'acido carbonico che si genera nei mitocondri. E i globuli rossi sono gli unici che lo fanno; o che riescono a fare questa funzione, perché non c'è altro modo per eliminare dal corpo l'anidride carbonica che rimane come rifiuto dalla combustione del glucosio con l'ossigeno. Per gli animali l'anidride carbonica è uno scarto, mentre per le piante è un nutriente; o mentre per le piante l'ossigeno è uno scarto, per gli animali è un nutriente, ma è ciò che forma il ciclo della vita sulla Terra.

Significa, che dopo la nostra nascita o quando siamo già adulti, la maggior parte del fruttosio che consumiamo da frutta, cereali, tuberi, fiori, ecc., andrà ad essere elaborato solo nel fegato, sarà elaborato solo nel fegato per generare energia nei mitocondri di queste cellule, oltre ai diversi grassi da cui ricaveremo gli acidi grassi; e di questi, quelli che possiamo, perché ci sono altri acidi grassi insaturi che non potremo fabbricare, come gli Omega 3 e gli Omega 6, per i quali dobbiamo acquisirli preferibilmente dai semi delle piante; ma non necessariamente dal tessuto adiposo di altri animali. Anche altri tipi di zuccheri, come il galattosio, vengono prodotti nel fegato a partire dal fruttosio, per cui le cellule epatiche hanno un compito più ampio da svolgere. E le cellule epatiche costituiscono tra il 15 e il 20% del fegato; quindi il fegato ha molti mitocondri perché in esso si consuma molta energia, per attivare ed eseguire altri processi e tutto allo stesso tempo.

La funzione del succo pancreatico nella digestione è quella di neutralizzare il liquido gastrico, o l'acido che esce dallo stomaco nell'intestino tenue sotto forma di chimo dopo la digestione dello stomaco. E, allo stesso modo, le ghiandole annessiali della bocca sono complementi delle ghiandole dello stomaco, perché queste ghiandole secernono ptialina; o anche conosciuta come amilasi; poiché questo enzima può rompere l'amido ingerito dai cereali e dai tuberi, e dalla pectina della frutta, per trarre vantaggio da queste risorse, i diversi zuccheri; principalmente i carboidrati fruttosio e glucosio. Ciò significa che non è indispensabile consumare il carboidrato saccarosio per ottenere tutta l'energia di cui abbiamo bisogno per vivere.

2

SACCAROSIO

Quando consumiamo zucchero da tavola, cioè saccarosio, questo zucchero entra in contatto con le membrane dell'intestino tenue, e l'enzima sucrosa catalizza la scomposizione del saccarosio, per liberare dal dimero saccarosio i suoi due zuccheri: cioè fruttosio e glucosio. E una volta che i due zuccheri sono liberi, saranno incorporati nel sangue; e da lì, passeranno direttamente al fegato attraverso la vena porta, dove questi nutrienti saranno metabolizzati. Ma la differenza tra il glucosio e il fruttosio è che il fruttosio si diffonde più velocemente del glucosio, quindi il fruttosio sarà facilmente incorporato nel fegato. Il fruttosio non può essere controllato dall'ormone insulina, poiché l'insulina interviene solo sul glucosio per formare il glicogeno. E non c'è nessun altro sottoprodotto del fruttosio nel corpo; o non è possibile unire diverse molecole di fruttosio per formare ad esempio il "fruttosio"; poiché il fruttosio sarà fondamentalmente convertito in tessuto adiposo.

L'insulina può controllare il flusso di glucosio, perché l'insulina è in grado di legare diverse molecole di glucosio per formare il glicogeno, che è una sostanza di riserva che assomiglia alla pectina o all'amido. Infatti, la pectina è la riserva energetica dei semi di quelle piante che producono frutti; mentre le piante che non danno frutti conservano l'energia sotto forma di amido nelle radici, nei tuberi e nei rizomi. E così possiamo dedurre che il fruttosio risultante dalla scomposizione del dimero del saccarosio raggiungerà prima il fegato e sarà convertito nel tessuto adiposo come riserva energetica più sicura, oltre alla produzione di acidi grassi. Ma sarà più facile metabolizzare il glucosio per ottenere energia dal glicogeno che dagli acidi grassi. Per ottenere glucosio dal glicogeno, l'ormone glucagone è indispensabile. Una volta che il fegato è rifornito di fruttosio, gli intermedi del metabolismo del fruttosio andranno principalmente verso la sintesi dei trigliceridi nelle ghiandole adipose, o come altra forma necessaria dalla produzione di trigliceridi come altra riserva energetica, e la generazione di sostanze liposolubili, come le vitamine. Le cellule adipose hanno una grande quantità di lipidi nel citosol, mentre il glucosio che è arrivato dal saccarosio sarà convertito in glicogeno nella ghiandola del pancreas; anche come un altro modo per immagazzinare energia, poiché il glicogeno è più facile da metabolizzare, al fine di ottenere più velocemente il glucosio e dal glucosio l'energia calorica. Per mantenere questa funzionalità meccanica e il processo di riserva di energia, il pancreas genererà sufficientemente gli ormoni insulina e glucagone.

Quando c'è un eccesso di glucosio nel pancreas, una speciale classe di cellule chiamate cellule beta sarà stimolata a produrre più insulina. Invece, se c'è un basso livello di glucosio, le cellule beta producono meno insulina. Quindi, se causiamo un danno a queste cellule beta con l'acidosi, non avremo più cellule che producono insulina. Ma un'altra conseguenza è che un eccesso di glucosio e fruttosio dal consumo di saccarosio può danneggiare il sistema ossidativo/antiossidante Nicotinamide Adenine Dinucleotide Phosphorus NADP, o semplicemente scritto come NAD. Questo coenzima fu scoperto dai biochimici britannici Arthur Harden e William Youndin nel 1906. La stessa molecola di NAD ha una doppia funzione: riduce il ferro III dell'emoglobina a ferro II; ma allo stesso tempo, ossida il ferro II a ferro III. E come detto, come ferro II l'emoglobina sarà in grado di trasportare ossigeno, mentre come ferro III, l'emoglobina trasporterà acido carbonico per completare il ciclo della respirazione cellulare. Ma, se c'è un eccesso di glucosio e fruttosio, e poiché questi due zuccheri sono molecole riducenti o antiossidanti, l'eccesso di glucosio e fruttosio o quello che viene dal consumo di zucchero da cucina o saccarosio, causerà la riduzione del ferro III dell'emoglobina a ferro II, e in questo modo l'emoglobina sarà solo in grado di trasportare ossigeno; ma anche, non rimuovendo l'acido carbonico, questo acido aumenterà il suo livello all'interno delle cellule pancreatiche e muscolari, il che danneggerà il sistema enzimatico riduttivo che lavora all'interno di queste cellule; cioè, il sistema riduttivo formato dagli enzimi glutatione-SH, vitamina C ed enzima superossido dismutasi. L'acido carbonico svolge anche il compito fondamentale di formare il tampone, per mantenere il pH del sangue intorno a 7,40. Un'altra conseguenza è che l'eccesso di acido carbonico all'interno delle cellule farà sì che i mitocondri producano energia dalla fermentazione del glucosio, cioè dal glucosio in eccesso, ma se la produzione di energia nei mitocondri passa per la fermentazione, verrà prodotto lattato. E l'alta acidità all'interno delle cellule farà sì che il lattato si trasformi in acido lattico, e l'acido lattico comincerà a danneggiare il sistema respiratorio di tutte le cellule; principalmente le cellule del pancreas; quindi le cellule pancreatiche non saranno più in grado di produrre insulina e ne deriverà il diabete. E così via, o come se fosse un circolo vizioso o un processo degenerativo di forma ascendente, che altererà altri processi biochimici del sistema corporeo.

Ci dovrebbe essere un flusso costante di acidi grassi in forma libera, perché gli acidi grassi hanno funzioni ormonali, principalmente nel sistema nervoso e nel metabolismo, come la leptina, che è un ormone prodotto dagli adipociti, ma si trova anche nell'ipotalamo, nelle ovaie e nella placenta. La mancanza di alcuni acidi grassi può causare tristezza, ansia, sconforto e angoscia. Quindi, se abbiamo un'alta concentrazione di insulina, è perché abbiamo un'alta riserva di energia sotto forma di glicogeno, ma allo stesso modo, ci sarà un aumento del flusso di acidi grassi liberi. Invece, quando il livello di insulina e leptina sono bassi, gli acidi grassi possono essere rilasciati dal tessuto adiposo per la produzione di energia, quando il livello di glicogeno raggiunge il suo valore minimo, e la persona coinvolta in questa situazione inizierà a perdere massa muscolare. E la secrezione di insulina è elevata, perché la secrezione di insulina è stimolata quando il livello o la concentrazione di glucosio è maggiore nel sangue a causa del consumo di carboidrati; e in questo caso sarà evidentemente peggiore, se questi carboidrati provengono da una sostanza pura, come il saccarosio.

$$COOH \qquad\qquad COOH$$
$$HC - CH_2 - S - S - CH_2 - CH$$
$$NH_3 \qquad\qquad\qquad\qquad NH_3$$

FIGURA 3
AMINOACIDO CISTINA FORMATO DA UN PONTE
BISOLFURO (-S-S-)

L'altra deduzione che possiamo fare riguardo agli zuccheri riducenti glucosio e fruttosio è che i legami bisolfuro (-S-S-) della cistina che formano la giunzione delle due proteine della molecola di insulina sono stati formati dall'ossidazione di due molecole di un altro aminoacido chiamato cisteina, come mostrato nella Figura 3. La funzione di questi ponti bisolfuro nella molecola di cistina è di unire le due proteine per formare l'ormone insulina, che è in realtà una poliammide, poiché ha una terminazione acida formata a destra dall'acido carbossilico e a sinistra dal gruppo amminico NH_2, come si può vedere nella Figura 5.

Quando una persona ha i capelli ricci, è perché la cheratina, la proteina che forma i capelli, contiene un gran numero di questi legami bisolfuro formati dalla cistina. Se la persona vuole lisciare o raddrizzare i suoi capelli, dovrà applicare un composto riducente, cioè un antiossidante, e questa sostanza farà sì che i legami bisolfuro di cistina si disaccoppino e si formi la cisteina, verso la sinistra della figura 4. In questo modo le sostanze riducenti riescono a trasformare la cistina nelle due molecole originali di cisteina a sinistra della figura 4.

$$HC{-}CH_2{-}SH + HS{-}CH_2{-}CH \longrightarrow HC{-}CH_2{-}S{-}S{-}CH_2{-}CH$$

(con i gruppi COOH in alto e NH₃ in basso su ciascun carbonio)

CISTEINA + CISTEINA ⟶ CISTINA

FIGURA 4
FORMAZIONE DI UN AMINOACIDO CISTINA DA DUE AMINOACIDI CISTEINA

Dopo che il capello è flaccido o malleabile, può essere stirato o lisciato; quindi, una volta che il capello è liscio, la persona deve applicare una sostanza ossidante come il perossido di idrogeno, in modo che quando si asciuga, i legami bisolfuro della cistina si formano nuovamente. In tal modo la ciocca di capelli sarà arricciata in modo liscio, ma sarà temporaneo, poiché i capelli così trattati diventano fragili o soggetti a rottura; perché nel processo di antiossidazione, la struttura tridimensionale o aggrovigliata che forniva la forza dei legami bisolfuro alla cheratina è stata appiattita. Perché questi legami bisolfuro erano quelli che davano al capello la sua resistenza alla rottura e malleabilità.

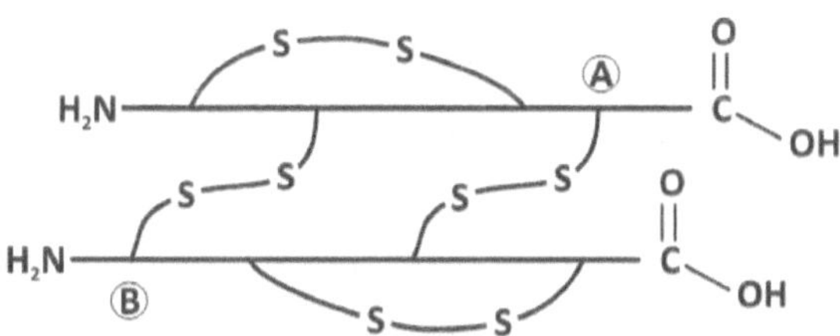

FIGURA 5
LA MOLECOLA DI INSULINA, È UNA POLIAMMIDE COMPOSTA DA DUE CATENE PROTEICHE A E B.

Tuttavia, poiché i geni delle cellule dei capelli non sono stati colpiti nel processo di de-curling, che sono quelli che mantengono l'informazione della configurazione 'capelli crespi', i capelli escono di nuovo nella stessa forma ondulata originale. Nel caso opposto, se una persona ha i capelli lisci può danneggiarli, nel momento in cui, per renderli crespi, si applica il calore con un ferro caldo. In questo caso, l'informazione genetica causata dalla denaturazione sarà modificata, perché il capillare è bruciato e le cellule del cuoio capelluto non possono respirare, cioè viene causato un danno termico al citoplasma e la paralisi di altri organelli delle cellule staminali. Così, surriscaldando la struttura dei capelli lisci, questi possono essere danneggiati geneticamente.

Così, per l'analisi del saccarosio con il diabete e l'ipertensione, dobbiamo tener conto che, le onde permanenti o i riccioli, sono soppressi rompendo i ponti bisolfuro della cheratina attraverso l'uso di una sostanza antiossidante, e poi questi legami sono rigenerati applicando una sostanza ossidante, nel momento in cui i capelli hanno adottato la forma liscia.

Con questa similitudine, o come effetto di de-raddrizzare i capelli, provocando la rottura dei legami bisolfuro dell'aminoacido cistina, per mezzo di un antiossidante o agente riducente, possiamo prendere questa deduzione o modello, per spiegare, perché con l'effetto dell'acidosi che abbiamo provocato con la nostra dieta dolce o zuccherata, un accumulo di acido è causato all'interno delle nostre cellule pancreatiche; cioè, aiutati dal consumo di saccarosio o zucchero da cucina, diciamo in modo generale, poiché dopo una buona assunzione di carne, arriva subito il consumo del dolce zuccherato con saccarosio.

Ma le cellule subiranno dei danni per colpa nostra; principalmente per l'accumulo dell'ossidante acido lattico, dell'antiossidante omocisteina e per la rottura o la non formazione dei legami bisolfuro dell'ormone insulina da parte degli zuccheri riducenti glucosio e fruttosio. Quando i legami bisolfuro dell'insulina vengono rotti, questa molecola lascerà i suoi due pezzi liberi sotto forma di polipeptidi, che rimarranno disciolti nel sangue e non potranno essere scomposti nei loro amminoacidi. Le proteine, i polipeptidi e i peptidi a catena corta possono essere processati solo dal sistema enzimatico dello stomaco, cioè dalla pepsina durante il processo di digestione dello stomaco, e nell'intestino tenue, dall'azione degli enzimi del complesso enzimatico tripsina e chimotripsina, che scinderanno solo i polipeptidi che non sono stati scissi dalle proteine nello stomaco; poiché questi polipeptidi sono costituiti da amminoacidi aromatici, cioè hanno una configurazione chimica più stabile.

Invece, sempre nell'intestino tenue, l'enzima lipasi pancreatica può scindere solo i trigliceridi che arrivano in forma di emulsione, cosa che si ottiene quando il pancreas inietta acido taurocolico a livello del duodeno insieme a sali biliari per neutralizzare il chimo che esce in forma acida dallo stomaco. E questo deve essere veramente così, perché gli enzimi tripsina, chimotripsina e lipasi pancreatica si attivano solo a un pH alcalino; e tra le altre ragioni, perché nessun fluido deve raggiungere l'intestino crasso in forma acida, dato che lì ci sono i batteri che effettuano l'elaborazione finale del cibo ingerito. Così, questi polipeptidi che sono lasciati dalla rottura dei legami bisolfuro dell'ormone insulina da parte degli zuccheri riducenti glucosio e fruttosio, aumenteranno la viscosità del sangue, e la bassa fluidità del sangue causerà la pressione alta.

Allo stesso modo, la capacità riducente del saccarosio può inibire l'enzima amilasi nella lingua; pertanto, gli amidi passeranno senza disintegrarsi al sistema intestinale causando gas dovuti alla fermentazione. D'altra parte, se l'enzima lipasi pancreatica non viene attivato nell'intestino tenue, i trigliceridi ingeriti insieme al cibo passeranno direttamente nel sangue, il che contribuisce ad un aumento della viscosità del fluido sanguigno, aumentando potenzialmente la pressione sanguigna.

È importante ricordare che tutti gli zuccheri sono fermentati dai batteri lattici in acido lattico. Così, quando il saccarosio viene consumato in eccesso, questo zucchero e i suoi derivati glucosio e fruttosio possono passare nel colon; e lì, i batteri trasformeranno il saccarosio in acido lattico. L'acido lattico generato può danneggiare la membrana del colon, causando piccoli polipi ed eventualmente il cancro al colon. Allo stesso modo, il saccarosio può essere scomposto dai batteri della bocca, formando acido lattico, che è la causa principale della carie.

L'altro antiossidante che può danneggiare l'insulina è l'amminoacido omocisteina, che deriva dalla metionina, che a sua volta proviene da proteine animali. Altre volte, è il consumo dell'acido ossalico antiossidante dei vegetali, e tutti agendo insieme, riusciranno a rompere o interferire in modo che non si formino i legami bisolfuro della cistina che uniscono le due catene della molecola di insulina. Vale anche la pena notare che l'acido ossalico è usato da alcune piante come antiossidante nei loro processi respiratori, il che peggiorerebbe le cose per gli esseri umani che mangiano verdure ricche di ossalati, ma che intendono anche diventare carnivori.

In modo tale che, quando le due catene A e B della figura 5 si separano o non si formano, perché i legami bisolfuro si rompono o non si formano, le cellule beta del pancreas non saranno più in grado di produrre la molecola di insulina. In questo modo, l'attività regolatrice di questo ormone, che ha la funzione di convertire il glucosio libero in eccesso in glicogeno, viene meno. E per questo motivo, il livello di glucosio nel sangue non sarà regolato, con conseguente diabete. Inoltre, a causa di questo stesso effetto, quando si forma l'acido urico, esso genererà urati di calcio nei tubuli dei canali ionici dei reni, e naturalmente si formerà ossalato di calcio, favorendo così il danneggiamento delle cellule renali e del pancreas a causa dell'occlusione delle tasche dove sono immagazzinati i granuli di glicogeno e insulina.

Quindi, se c'è acidosi da consumo di cellule di carne e zucchero da cucina, i mitocondri delle cellule saranno costretti a produrre l'energia calorica senza ossigeno; cioè, l'energia sarà prodotta dai mitocondri, attraverso la fermentazione di glucosio e fruttosio. Ma questa via anaerobica o glicolisi, nonostante sia la più veloce, non è la più efficiente in modo quantificabile, perché nel processo di glicolisi si ottengono solo due molecole di ATP per ogni molecola di glucosio utilizzata, rispetto alle 36 molecole di ATP che si ottengono per la via della combustione completa del glucosio in anidride carbonica, mediante l'utilizzo del glucosio con l'ossigeno, arrivato per via ematica ai mitocondri. Cioè, l'ossigeno è arrivato per l'atto della respirazione, e il glucosio per la via dell'alimentazione, ed entrambi i nutrienti per la via del sangue.

Ma nelle cellule muscolari, la glicolisi o respirazione anaerobica non può essere sostenuta a lungo, perché con questo processo si genera acido lattico dal lattato. Così il dolore prodotto da questo acido lattico è ciò che ci costringe a riposare alla fine della giornata. O che gli uccelli devono smettere di volare per riposare, nonostante il fatto che, negli uccelli subacquei e negli anfibi, la via anaerobica è più sviluppata che nell'uomo.

Ma non appena la richiesta fisica sul muscolo cessa attraverso il riposo o il sonno, l'ossigenazione attraverso la respirazione profonda fa sì che l'acido lattico venga ossidato di nuovo a piruvato. E il piruvato sarà ossidato ad anidride carbonica, o può essere riconvertito di nuovo in glucosio nel fegato per riacquistare vitalità dopo il sonno, e in questo modo, la riserva di energia riprenderà la via della normale combustione aerobica del glucosio con l'ossigeno.

E questo sarebbe il caso di una persona sana e attiva, o di una persona che pratica la respirazione, o diciamo che sarebbe normale per un uccello durante il volo, un anfibio o un atleta durante l'attività fisica. Ma si scopre che nel caso di una persona che è entrata in una fase di acidosi perenne, o diciamo che questa persona ha raggiunto la condizione per cui il suo sangue diventa acido, questo ci porta a pensare che il processo di glicolisi, che prima sorgeva a causa dell'attività fisica, in questo caso, a causa dell'acidosi provocata, questo processo è iniziato per ischemia e consumo di saccarosio, poiché era difficile per l'emoglobina trasportare ossigeno alle cellule, o rimuovere l'acido carbonico da queste cellule; o si verificano problemi di insonnia. Quindi, ci sarà meno ossigenazione; e in quella condizione di alta acidità nel sangue, l'emoglobina rimarrà legata all'acido carbonico, ma non all'ossigeno.

Così, quando l'apporto di ossigeno è cessato attraverso il flusso sanguigno, l'apporto di ATP sarà ottenuto ma a spese della glicolisi, finché non si verificano due eventi che fermano il processo di glicolisi, in modo che la generazione di calore sia di nuovo diretta dalla prima, normale via: 1) la riserva di glicogeno è esaurita; e 2) se c'è ancora riserva di glicogeno ma il muscolo va in riposo, la glicolisi continua. Ma in questo caso, l'accumulo di acido lattico farà scendere il pH del citoplasma a valori critici come 5,0 o 5,5, sufficienti per inibire l'attività degli enzimi glicolitici. Cioè, l'enzima glutationeSH, la vitamina C, la superossido dismutasi, la catalasi, ecc., perché si è formato l'acido lattico, e come risultato o conseguenza dell'alta acidità all'interno delle cellule, il pompaggio dello ione calcio nei canali ionici può anche essere fermato, paralizzando il processo di respirazione mitocondriale.

Nei ribosomi delle cellule pancreatiche, è dove viene fabbricata la molecola di proinsulina a catena lineare; e per questo, l'aminoacido cistina deve essere inserito in modo che si formino i ponti disolfuro come abbiamo visto. E se questo mezzo è fortemente riducente per la presenza di omocisteina dalle proteine animali ingerite, oltre agli zuccheri riducenti glucosio e fruttosio dal saccarosio o dallo zucchero da cucina; e aggiungiamo a questi l'acido ossalico, allora tutto il complesso enzimatico sarà inibito, compreso l'acido lipoico, che contiene anche ponti disolfuro.

Il NAD, come abbiamo detto, è incaricato di ossidare il ferro+2 a ferro+3 in modo che l'emoglobina possa trasportare l'anidride carbonica, ma allo stesso tempo è lo stesso NAD che riduce il ferro+3 di nuovo a ferro+2 in modo che la stessa emoglobina possa trasportare ossigeno, e così via. Quindi, questo effetto riducente può essere ottenuto anche dal glucosio e dal fruttosio del saccarosio o dello zucchero di canna, in modo simile alla riduzione ottenuta con il reagente di Fehling per identificare gli zuccheri.

Tuttavia, se le reazioni di antiossidazione e riduzione del NAD all'interno delle cellule pancreatiche da parte degli zuccheri riducenti glucosio e fruttosio fossero paralizzate, i ponti bisolfuro dell'aminoacido cistina non si formeranno dalla cisteina, e quindi, l'ormone insulina non si formerà; e la persona sana coinvolta in questa situazione comincerà a diventare diabetica; aggiunta alla pressione alta, dovuta al consumo di saccarosio. Ma questo processo di deterioramento del sistema enzimatico all'interno delle cellule non si fermerà fino a quando lui o lei non acconsentirà, o cadrà nel ragionamento, che le sue cellule sono state deviate dai loro percorsi biochimici naturali, a seconda di quello che fanno con la loro dieta basata solo su carne condita con zucchero da cucina; cioè, credono che i loro pasti devono essere basati solo sulle cellule e proteine di altri animali, ma le cellule degli animali sono chimicamente uguali alle nostre.

Oppure possiamo riassumere, secondo la nostra analisi delle reazioni di ossidazione/antiossidazione, e il meccanismo della sintesi proteica da parte dei ribosomi; che, oltre alla disintegrazione dell'ormone insulina già prodotto, i legami bisolfuro della cistina non si formeranno nell'insulina nascente, che arriva in sequenza dai ribosomi come proinsulina al momento della sintesi, cioè una proteina a catena lunga che deve dividersi in due, per inserire i ponti bisolfuro dell'aminoacido cistina e formare l'ormone insulina. Così, l'insulina non sarà sintetizzata con la cistina negli isolotti di Langerhans del pancreas. Perché in questo caso, l'ambiente cellulare è stato reso più riducente del normale dagli zuccheri glucòsio e fruttosio, e quindi reso favorevole alla mancata produzione dei legami disolfuro nell'insulina.

Il NAD ridotto è di solito presente ad una concentrazione più alta della sua forma ossidata NAD^+, perché è la condizione necessaria o favorevole al trasferimento di uno ione idruro dalla forma ridotta del NAD ad un substrato. Ma se l'ambiente cellulare è diventato acido, è un dato di fatto che la migrazione di uno ione idruro dal NAD a qualche substrato per ridurlo non avverrà. D'altra parte, la maggior parte dei coenzimi, a loro volta, hanno origine da quelle sostanze che hanno una funzione vitaminica. Il NAD deriva dalla niacina; e la carenza di niacina colpisce tutte le deidrogenasi, cioè il NAD^+ ossidato e il NAD ridotto; ed entrambe le reazioni di ossidazione e antiossidazione, come detto, sono portate dalla stessa molecola di NAD. Da qui l'importanza della niacina nella dieta perché il processo di respirazione cellulare abbia luogo, che è ciò che genera il calore nei mitocondri. Poiché il calore è ciò che fa avvenire le altre reazioni, aumentando l'attività enzimatica. Considera anche che, data la loro configurazione biochimica o la chimica che fa funzionare le cellule, gli esseri umani non dovrebbero alimentarsi con sostanze che, essendo considerate cibo, ci danneggiano, come l'ingestione di carne e zucchero di canna.

Quando una persona non mangia all'ora stabilita, l'organismo ricorrerà generalmente alla riserva di grasso; anche delle proprie proteine; il che è accompagnato da un maggior carico di lavoro per il fegato. La digestione delle proteine stesse e del grasso contribuiscono alla perdita di massa muscolare; e la presenza di proteine nell'urina nei diabetici, può darle una sfumatura più gialla. Si dovrebbe lavorare con questi segnali di avvertimento per fare in tempo le correzioni naturali affinché il sistema biochimico del corpo possa rimettersi in carreggiata, come mangiare in tempo ed evitare il consumo di saccarosio, o almeno evitare di sovraccaricare il fegato; e indirettamente, ciò aiuterebbe anche la necessaria cura della ghiandola del pancreas.

LAVORO D'AUTORE

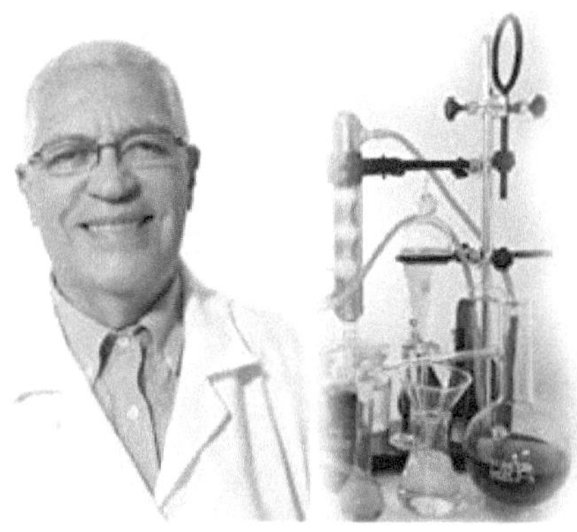

Laureato presso la Scuola di Chimica, Facoltà di Scienze, Universidad Central de Venezuela, con una laurea in Tecnologia Chimica. Studi post-laurea in Scienza e Tecnologia Alimentare. Lavoro speciale sulla chimica dei prodotti naturali e sulla chimica delle malattie. Progettista di processi chimici. Libri che puoi trovare su Amazon.com®: "La chimica del cancro". "La chimica del diabete". "L'infarto". "Il morbo di Alzheimer". "La chimica dell'artrite". "La chimica del pensiero". "La chimica dello spirito". "Come si è formato l'universo". "Gli economisti". "Perché non dovresti mangiare carne". "Il micro mondo". "Dio esiste veramente?". "Obiezione alla relatività di Albert Einstein". "Indovinare il futuro". "L'errore dei grandi scienziati". "La vita sul sole". "L'universo prima del tempo zero". "L'energia dello spirito". "L'origine del cancro". "Il mondo delle cellule". "La chimica delle malattie". "La particella che ha creato l'universo". La chimica del cancro, settima edizione. La chimica del diabete sesta edizione; La chimica dell'infarto quarta edizione, "La chimica della memoria"; La chimica dell'artrite terza edizione. "Il potere creativo della mente". La particella che ha formato l'universo terza edizione. "La massa iniziale dell'universo". "Non si dovrebbe mangiare carne". "L'origine del corpo e dello spirito". "Adorare l'universo".

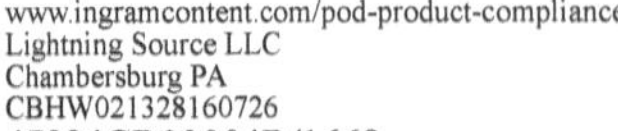
www.ingramcontent.com/pod-product-compliance
Lightning Source LLC
Chambersburg PA
CBHW021328160726
47994CB00004B/1669